SOMATISCHE OEFENINGEN VOOR BEGINNERS

Een gids om stress, angst, lichaamspijn en spanning te verlichten

Bij

Lyndon S. Vergara

AUTEURSRECHT

Alle rechten voorbehouden. Geen enkel deel van deze publicatie mag worden gereproduceerd, gedistribueerd of verzonden in welke vorm of op welke manier dan ook, inclusief fotokopiëren, opnemen of andere elektronische of mechanische methoden, zonder de voorafgaande schriftelijke toestemming van de uitgever, behalve in het geval van korte citaten in kritische recensies en bepaalde andere niet-commerciële toepassingen die zijn toegestaan door het auteursrecht.

Auteursrecht © Lyndon S. Vergara, 2024.

INHOUDSOPGAVE

SOMATISCHE OEFENINGEN VOOR BEGINNERS 1

AUTEURSRECHT 2

INTRODUCTIE 5

    Overzicht van somatische oefeningen..5

HOOFDSTUK 1: DE VERBINDING TUSSEN LICHAAM EN GEEST BEGRIJPEN ...6

    Lichaamsbewustzijn 6

    Ademhalingstechnieken 8

HOOFDSTUK 2: AARDINGSTECHNIEKEN 12

    Eenvoudige aardingshoudingen 12

    Snelle ademhalingsoefeningen voor aarding 15

HOOFDSTUK 3: SPANNING LOSLATEN DOOR BEWEGING 21

    Zachte rekoefeningen 21

    Spanning loslaten door stroming..24

HOOFDSTUK 4: EMOTIONELE REGULATIE...28

    Stressverlagende bewegingen 28

    Ademhaling voor emotionele controle...31

HOOFDSTUK 5: PIJN- EN ANGSTVERLICHTING...36

    Specifieke pijnpunten aanpakken...36

    Angst loslaten door zachte bewegingen 39

HOOFDSTUK 6: HET ONTWIKKELEN VAN EEN DAGELIJKSE SOMATISCHE ROUTINE BINNEN 14 DAGEN 42

Ochtendroutine van 10 minuten 42
Ontspanning aan het einde van de dag 46
CONCLUSIE 50

INTRODUCTIE

Overzicht van somatische oefeningen

Somatische oefeningen zijn ontworpen om u te helpen zich meer bewust te worden van de sensaties, spanning en stress van uw lichaam. Deze oefeningen dienen om fysieke en emotionele stress te verlichten door met aandachtige aandacht te bewegen, wat resulteert in een verhoogde mentale helderheid en ontspanning. Ze bevorderen de inherente genezingsmechanismen van het lichaam, wat resulteert in een sterkere verbinding tussen lichaam en geest. Dit boek zal lezers helpen begrijpen hoe zachte, gerichte bewegingen angst en chronische pijn kunnen verminderen en innerlijke sereniteit kunnen bevorderen.

Somatische oefeningen zijn geschikt voor beginners omdat ze geen kracht of flexibiliteit vereisen en in plaats daarvan de nadruk leggen op eenvoudige, gerichte bewegingen. Consequent oefenen gedurende 14 dagen zal niet alleen resulteren in fysieke verlichting, maar ook in een verbeterde emotionele veerkracht en algeheel welzijn. Of je nu de dagelijkse stress wilt verminderen of wilt herstellen van een trauma, somatische oefeningen bieden een eenvoudige, effectieve weg naar genezing en ontspanning.

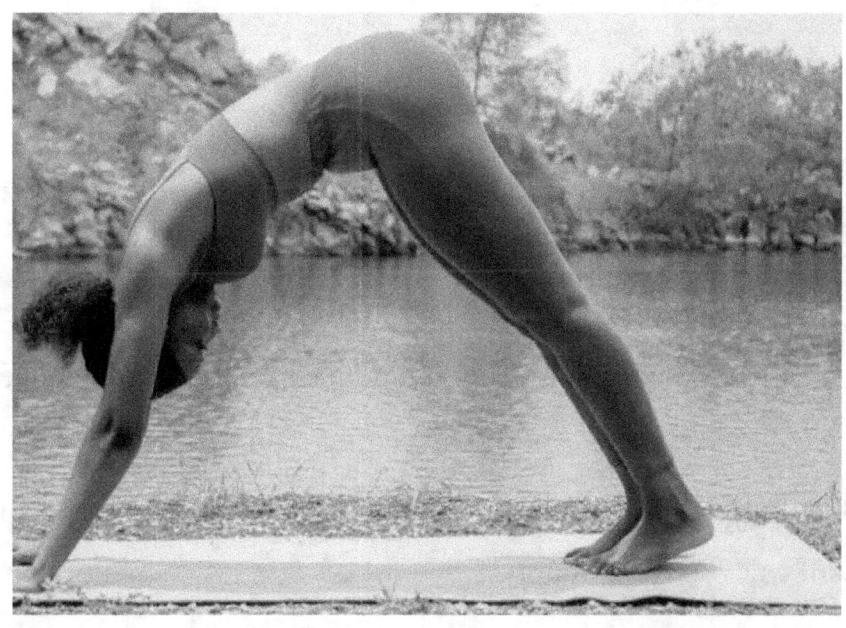

HOOFDSTUK 1: DE VERBINDING TUSSEN LICHAAM EN GEEST BEGRIJPEN

Lichaamsbewustzijn

Lichaamsbewustzijn is het uitgangspunt van somatische oefeningen. Het verwijst naar het vermogen om de gewaarwordingen, bewegingen en spanningsniveaus van uw lichaam actief op te merken. Als begin met somatische activiteiten stelt het verkrijgen van lichamelijk bewustzijn je in staat om te begrijpen hoe emoties en stress zich fysiologisch uiten, zoals gespannen spieren, oppervlakkige ademhaling of chronisch ongemak. Het idee is om te leren luisteren naar je lichaam door middel van directe, gevoelde ervaring in plaats van alleen intellectueel begrip.

Wanneer je voor het eerst begint, kun je ontdekken dat je losstaat van je lichaam en je te veel concentreert op externe zaken zoals werk of mentale zorgen. Somatische oefeningen proberen je terug te brengen naar het huidige moment, waardoor je de signalen van je lichaam kunt voelen en interpreteren. Met dit bewustzijn kun je spanningsgebieden aanpakken, emoties loslaten die in spieren zijn opgeslagen en een gevoel van rust en evenwicht herwinnen.

Hoe lichaamsbewustzijn te cultiveren

1. **Mindful ademen:**

Concentreren op je ademhaling is een gemakkelijke manier om te beginnen. Let op hoe je lichaam beweegt bij elke ademhaling en uitademing. Voel het rijzen en dalen van je borstkas, eventuele buikstijfheid en de beweging van de adem door je neus. Deze aandachtige ademhaling helpt je om in het huidige moment te blijven en te luisteren naar subtiele lichamelijke gewaarwordingen.

2. **Lichaam scannen:**

Deze aanpak houdt in dat je mentaal je hele lichaam scant, van top tot teen. Begin door comfortabel te zitten of te liggen. Verplaats je focus langzaam naar verschillende delen van je lichaam - je hoofd, schouders, borst, armen, rug en benen - en let op eventuele sensaties die zich voordoen. Zijn je spieren stijf, doen ze pijn of voelen ze zich ongemakkelijk? Bodyscanning helpt je vertrouwd te raken met waar je lichaam spanning opbouwt, wat essentieel is voor somatische bevrijding.

3. **Aarding oefeningen:**

Aarden verbindt je met de aarde en je huidige lichamelijke gevoelens. Probeer op schouderbreedte uit elkaar te staan. Verplaats je gewicht voorzichtig van de ene voet naar de andere en let op hoe je lichaam reageert. Concentreer je op het gevoel van je voeten die contact maken met de grond. Aarding bevordert de stabiliteit en kennis van het evenwicht van het lichaam, die essentieel zijn om je geaard te voelen.

4. **Spanning versus ontspanning:**

Veel beginners weten niet hoeveel spanning ze met zich meedragen totdat ze actief ontspannen. Probeer verschillende spiergroepen, zoals je schouders, handen of kaak, aan te spannen en vervolgens los te laten. Je merkt misschien hoe je lichaam spanning vasthoudt. Door onderscheid te leren maken tussen deze gemoedstoestanden, leer je hoe je actief kunt ontspannen in stressvolle situaties.

Waarom lichaamsbewustzijn belangrijk is

Het lichaam communiceert vaak wat de geest mist. Wanneer je leert om sensaties en spanningspatronen te herkennen, kun je beginnen te observeren hoe je lichaam reageert op emoties zoals zorgen, woede en verdriet. Stress kan bijvoorbeeld leiden tot oppervlakkige ademhaling of gebalde vuisten. Lichaamsbewustzijnsoefeningen helpen je deze lichamelijke reacties los te laten, wat resulteert in emotionele en mentale ontspanning.

Na verloop van tijd kan een verhoogd lichaamsbewustzijn u helpen pijn, angst en andere stoornissen te beheersen door inzicht te geven in hun fysieke oorzaken. Somatische oefeningen integreren de geest en het lichaam, waardoor je met meer gemak en opmerkzaamheid op het leven kunt reageren in plaats van onbewust te reageren op stress.

Ademhalingstechnieken

Ademhalingstechnieken zijn van vitaal belang bij somatische oefeningen omdat ze het zenuwstelsel reguleren, de geest ontspannen en het lichaamsbewustzijn vergroten. Leren om je ademhaling te beheersen en te verdiepen is een geweldige manier om stress te verlichten, emotioneel evenwicht te vinden en je lichaam te ontspannen.

Hoe ademhaling het lichaam beïnvloedt

Wanneer we gestrest of bezorgd zijn, wordt onze ademhaling oppervlakkig en snel, waardoor het lichaam in de "vecht- of vlucht"-modus blijft. Oppervlakkige ademhaling kan emoties van paniek of angst verergeren. Aan de andere kant geeft een diepe, bedachtzame ademhaling je lichaam het signaal om te ontspannen door het parasympathische zenuwstelsel in te schakelen, de "rust en verteer"-modus van het lichaam. Dit verlaagt je hartslag, ontspant je spieren en zorgt voor een gevoel van rust.

In somatische oefeningen wordt de adem niet alleen gebruikt als een fysieke actie, maar ook als een hulpmiddel om lichaam en geest met elkaar te verbinden. Het houdt je in het huidige moment, waardoor je meer in contact komt met je bewegingen en sensaties.

Ademhalingstechnieken voor beginners

1. **Diafragmatische ademhaling (buikademhaling):**

Deze basistechniek activeert het middenrif in plaats van een oppervlakkige borstademhaling, waardoor een diepere zuurstofopname mogelijk is. Hier is hoe te oefenen:

- Ga in een comfortabele houding zitten of liggen. Leg een hand op je borst en de andere op je buik.
- Adem diep in door je neus voor vier tellen.
- Voel je maag omhoog komen (je borst moet vrij stil blijven).
- Adem nog vier tellen zachtjes door je lippen en observeer je buikzak.
- Ga 5-10 minuten door en concentreer je op het stijgen en dalen van je buik.

Voordelen: Diafragmatische ademhaling vermindert spanning, verhoogt de zuurstoftoevoer naar de spieren en stimuleert ontspanning.

2. **Box Ademhaling (4-4-4-4 Ademhaling):**

Deze techniek helpt bij het reguleren van de ademhaling en is vooral nuttig tijdens stressvolle momenten.

- Adem diep in door je neus gedurende 4 tellen.
- Houd je adem 4 tellen in.
- Adem volledig door je mond voor een telling van vier.
- Houd je adem weer vier tellen in.
- Herhaal deze cyclus vier of vijf keer.

Voordelen: Box-ademhaling brengt het zenuwstelsel in evenwicht, vermindert angst en brengt mentale focus.

3. **Verlengde uitademing:**

Deze methode legt de nadruk op uitademing, wat je lichaam het signaal geeft dat het veilig is om te ontspannen.

- Begin met langzaam door je neus te ademen gedurende 3 tellen.
- Adem nog langzamer door je mond voor een telling van 6.
- Het doel is om je uitademing twee keer zo lang te laten duren als je inademing.

Voordelen: Deze oefening kalmeert het zenuwstelsel diep en is bijzonder effectief voor het verlichten van angst en stress.

4. **Bewustzijn van de adem:**

Niet elke ademhalingstechniek vereist actieve controle. Soms is het bewust worden van je natuurlijke ademhalingspatroon de oefening zelf.

- Ga comfortabel zitten en sluit je ogen.
- Concentreer je op je ademhaling zonder te proberen deze te veranderen. Merk op waar je de adem het sterkst voelt, misschien in je neus, keel of borst.
- Observeer eventuele sensaties, spanningen of gemak in het lichaam terwijl u ademt. Dit eenvoudige bewustzijn bouwt een verbinding op met je ademhaling en helpt je geaard te blijven in het moment.

Wat te doen tijdens trainingsperioden

- Begin met adem: Begin elke trainingssessie met een paar minuten mindful ademen om je lichaam en geest tot rust te brengen. Dit bereidt je voor om bewuster te bewegen.

- Koppel adem aan beweging: Koppel voor elke beweging deze aan je ademhaling. Adem bijvoorbeeld in terwijl je je voorbereidt op een beweging en adem uit terwijl je deze voltooit. Dit zorgt voor een vloeiend ritme dat je oefeningen bewuster en effectiever maakt.
- Pas de ademhaling aan voor ontspanning of energie: Als je je gespannen voelt tijdens een oefening, concentreer je dan op langere uitademingen om spanning los te laten. Als je meer energie nodig hebt, concentreer je dan op diepe, gelijkmatige inademingen.

Waarom ademhalingstechnieken belangrijk zijn

Adembeheersing is meer dan alleen fysieke prestaties; Het gaat ook om het reguleren van je emotionele en mentale toestand. Somatische oefeningen zijn onlosmakelijk verbonden met de ademhaling, omdat het dient als de link tussen de geest en het lichaam. Door deze ademhalingstechnieken onder de knie te krijgen, kun je stress verminderen, je mentale helderheid verbeteren en je verbinding met je lichaam versterken.

Leren ademen met intentie biedt een nuttige techniek om om te gaan met zowel dagelijkse beslommeringen als extreme emoties. Keer regelmatig terug naar deze technieken terwijl u doorgaat met uw 14-daagse somatische trainingsreis; Ze zullen je beoefening verrijken en de voordelen van elke beweging die je maakt maximaliseren.

HOOFDSTUK 2: AARDINGSTECHNIEKEN

Eenvoudige aardingshoudingen

Aardingstechnieken zijn belangrijk bij somatische activiteiten omdat ze je opnieuw verbinden met je lichaam, waardoor je je zekerder en presentischer voelt. Eenvoudige aardingshoudingen zijn ideaal voor beginners omdat ze de verbinding tussen je lichaam en de grond benadrukken en een gevoel van rust en evenwicht bevorderen.

Het idee van aarden is om volledig aanwezig te zijn in je lichaam en in het moment. Als we gestrest of nerveus zijn, hebben we de neiging om ons niet verbonden te voelen, ofwel verloren in onze gedachten of overweldigd door emoties. Aardende houdingen laten je terugkeren naar je lichaam en bieden een echte techniek om met stress om te gaan en mentale helderheid te herwinnen.

Belangrijke aardingshoudingen voor beginners

1. **Berghouding (Tadasana):**

Deze staande houding is eenvoudig maar krachtig, omdat het je helpt je evenwichtig en gecentreerd te voelen.

- **Hoe te oefenen:** Ga staan met je voeten ongeveer op heupbreedte uit elkaar en je armen ontspannen langs je lichaam. Verdeel uw gewicht gelijkmatig over beide voeten. Overweeg een touwtje dat de kruin van je hoofd omhoog trekt en je ruggengraat strekt. Plant je voeten stevig in de grond terwijl je je bovenlichaam licht houdt.
- **Waarom het werkt:** De bergpositie bevordert stabiliteit en aanwezigheid. Het helpt je om je geaard en uitgelijnd te voelen, vooral in tijden van angst.

2. Zittende aardingshouding (Sukhasana):

Op de grond zitten in kleermakerszit helpt bij het creëren van een sterke verbinding met de aarde, wat rust en ontspanning bevordert.

- **Hoe te oefenen:** Ga in kleermakerszit zitten op een zachte ondergrond, zoals een yogamat. Plaats je handen op je knieën, handpalmen naar beneden gericht. Sluit je ogen en concentreer je op je ademhaling. Voel hoe je lichaam tegen de vloer leunt terwijl je ruggengraat zich naar boven verlengt.
- **Waarom het werkt:** Deze houding is geweldig om bewustzijn te brengen naar de onderste helft van je lichaam, je aan de grond te verankeren en je geest te kalmeren.

3. Voorwaartse vouw (Uttanasana):

Deze eenvoudige buigende houding aardt je door fysieke sensatie en is perfect om spanning los te laten.

- **Hoe te oefenen:** Plaats je voeten op heupbreedte uit elkaar. Vouw langzaam vanuit de heupen naar voren, zodat je armen en hoofd naar de grond kunnen hangen. Houd een lichte buiging in de knieën aan om uw onderrug te behouden. Concentreer je op de rek in je hamstrings en de lichte trekkracht van de zwaartekracht.
- **Waarom het werkt:** Voorwaartse plooien rekken niet alleen het lichaam, maar ze richten je aandacht ook naar beneden, wat een ontspannende, aardende impact kan hebben.

4. Kinderhouding (Balasana):

Deze zachte, rustende houding biedt comfort en een gevoel van bescherming terwijl je lichaam wordt geaard.

- **Hoe te oefenen:** Begin op handen en voeten en laat dan langzaam je heupen terug naar je hielen zakken terwijl je je armen voor je uitstrekt of langs je lichaam laat rusten. Laat je voorhoofd de aarde raken. Concentreer je op een diepe, regelmatige ademhaling.
- **Waarom het werkt:** De Kinderhouding zorgt ervoor dat je je ondersteund en comfortabel voelt, wat essentieel is voor aarding. Het stelt u in staat om verbinding te maken met de grond en de controle te herstellen.

5. Boom houding (Vrksasana):

Boomhouding helpt je bij het vinden van balans en stabiliteit, zowel fysiek als mentaal.

- **Hoe te oefenen:** Ga met beide voeten bij elkaar staan. Verplaats uw gewicht naar de ene voet en til geleidelijk de andere op, waarbij u deze tegen de binnenkant van uw kuit of dij plaatst (vermijd de knie). Breng je handen naar je borst of strek ze boven je hoofd. Behoud je evenwicht door je op een specifieke plek te concentreren.
- **Waarom het werkt:** De positie van de boom verbetert je evenwicht en aandacht. Het gaat om concentratie, die je uit je gedachten haalt en in het huidige moment brengt.

Hoe u aardingshoudingen in uw routine kunt opnemen

Voor nieuwkomers zoals jij is consistentie essentieel. Begin met het doen van aardingshoudingen gedurende 5-10 minuten per dag. Je kunt ze in je ochtendroutine opnemen om een rustige toon voor de dag te creëren, of ze gebruiken om een pauze te nemen in stressvolle tijden. Besteed aandacht aan hoe deze houdingen je fysiek en psychologisch laten voelen. Voel je je dichter bij je lichaam? Stabieler of rustiger?

Snelle ademhalingsoefeningen voor aarding

Snelle ademhalingsaardingsoefeningen zijn een effectieve aanpak om lichaam en geest te kalmeren, vooral in stressvolle of overweldigende situaties. Deze oefeningen helpen beginners zich meer geaard en aanwezig te voelen in hun lichaam door zich te concentreren op adembeheersing. Ademhaling heeft een direct effect op het zenuwstelsel, dus je kunt deze technieken gebruiken om de geest snel tot rust te brengen en fysieke belasting te verlichten.

Aarden met adem is het gebruik van bepaalde ademhalingspatronen om je te oriënteren op het huidige moment, waarbij je je bewustzijn verbindt met je lichaam. Hier zijn enkele eenvoudige, beginnersvriendelijke ademhalingstechnieken om je te helpen jezelf in slechts een paar minuten te aarden.

Snelle ademhalingsaardingsoefeningen voor beginners

1. 5-5-5 Ademhalingstechniek: Deze eenvoudige techniek helpt het zenuwstelsel te kalmeren door zowel de inademing als de uitademing gelijkmatig te verlengen, waardoor ontspanning en aarding worden bevorderd.

Hoe te oefenen:

- Ga comfortabel zitten of staan met je voeten op de grond.
- Adem diep in door je neus voor een telling van 5.
- Probeer je adem 5 tellen in te houden.
- Adem langzaam uit door je mond gedurende 5 tellen.
- Herhaal deze cyclus gedurende 2-3 minuten, waarbij je je concentreert op hoe je adem aanvoelt als deze je lichaam binnenkomt en verlaat.

Waarom het werkt: Deze methode brengt balans in je ademhaling en helpt je geest en lichaam te stabiliseren op momenten van stress of angst.

2. 4-7-8 Ademhalingstechniek:

Dit ademhalingspatroon helpt niet alleen bij ontspanning, maar geeft het lichaam ook het signaal om in een rustgevende toestand te komen.

Hoe te oefenen:

- Adem diep in door je neus gedurende 4 tellen.
- Houd je adem 7 tellen in.
- Adem langzaam en volledig uit door je mond gedurende 8 tellen.
- Herhaal deze cyclus minstens 4 keer.

Waarom het werkt: De uitgebreide uitademing activeert het parasympathische zenuwstelsel, kalmeert je lichaam en aardt je in het moment. Deze oefening is vooral effectief als u zich angstig of rusteloos voelt.

3. Aardende adem met tellen:

Deze oefening is uitstekend geschikt voor beginners omdat het een mentale focus toevoegt - tellen - die je kan helpen aanwezig te blijven en mentale afleiding te vermijden.

Hoe te oefenen:

- Ga in een ontspannen houding zitten of staan.
- Adem diep in en tel "1" in je gedachten.
- Adem volledig uit en tel "2".
- Adem opnieuw in en tel '3' en adem uit met '4'.

- Ga door met het tellen van elke ademhaling en streef naar 10 volledige ademhalingen.
- Als je gedachten afdwalen, breng dan je aandacht voorzichtig terug naar je ademhaling en het tellen.

Waarom het werkt: Tellen houdt je gefocust op het heden, helpt je af te stemmen op de sensaties van je lichaam en je meer geaard te voelen.

4. Gelijke ademhaling (Sama Vritti):

Deze op yoga gebaseerde ademhalingstechniek richt zich op het gelijk maken van de inademing en uitademing, het bevorderen van evenwicht en kalmte.

Hoe te oefenen:

- Adem langzaam in door je neus gedurende 4 tellen.
- Adem 4 tellen uit door je neus.
- Naarmate je vordert, kun je de lengte verlengen tot 5 of 6 tellen voor elke ademhaling.
- Ga door met dit patroon gedurende 5-10 minuten.

Waarom het werkt: Gelijkmatige ademhaling brengt het zenuwstelsel in evenwicht en helpt de geest op één lijn te brengen met het lichaam, waardoor het gemakkelijker wordt om geaard te blijven tijdens uitdagende situaties.

5. 3-delige ademhaling (Dirga Pranayama):

Deze techniek vergroot je ademcapaciteit en brengt je volledige bewustzijn naar je ademhalingsproces.

Hoe te oefenen:

- Ga comfortabel zitten en leg een hand op je buik en een hand op je borst.
- Adem diep in, vul eerst je buik, dan je borstkas en ten slotte je bovenste longen.
- Adem langzaam uit en keer het proces om: eerst de bovenste longen legen, dan de borstkas en ten slotte de buik.
- Ga door met deze ritmische ademhaling gedurende 5 minuten, waarbij je je concentreert op de golfachtige beweging van je adem door je lichaam.

Waarom het werkt: Deze ademhalingstechniek aardt je door je volledig bewust te maken van de luchtstroom door je lichaam, waardoor je verbinding tussen lichaam en geest wordt verdiept.

Waar moet je op letten tijdens aardende ademhalingsoefeningen?

- **Oefen lichaamsbewustzijn:** door aandacht te besteden aan hoe verschillende delen van je lichaam aanvoelen tijdens het ademen. Is er sprake van overbelasting in uw schouders, rug of kaak? Concentreer je op het loslaten van de spanning bij elke inademing.
- **Omgeving:** Let op je omgeving. Voel je voeten op de grond, neem de geluiden om je heen in je op en zelfs de temperatuur van de lucht. Dit uiterlijke bewustzijn helpt je geaard te blijven in het huidige moment.
- **Gevoel voor adem:** Concentreer je op het gevoel van de adem die je lichaam binnenkomt en verlaat. Is de inademing koud en de uitademing warm? Deze gerichte focus helpt je om uit een haastige geest te komen en je te aarden in je lichaam.

Waarom ademhalingsaardingsoefeningen belangrijk zijn

Aardende ademhalingsoefeningen zijn nuttig omdat ze op elk moment en vanaf elke locatie kunnen worden gedaan. Of je nu op je werk zit, in de rij staat of in bed ligt, deze strategieën helpen je om jezelf onmiddellijk te centreren en de stressreactie van je lichaam te resetten. Voor beginners is consistentie essentieel. Zelfs slechts een paar minuten aardende ademhalingsoefening per dag zal je helpen je vermogen om kalm en gecentreerd te blijven in stressvolle situaties te verbeteren.

Naarmate je je verbinding met je ademhaling versterkt, zul je een aanzienlijke toename van je mentale en fysieke veerkracht opmerken. Aardende ademhalingsoefeningen zijn een eenvoudige maar effectieve manier om stress, angst en spanning te beheersen.

Aardende houdingen helpen je geleidelijk een hoger niveau van lichaamsbewustzijn op te bouwen, wat essentieel is voor somatische praktijken. Hoe meer geaard en aanwezig je je voelt, hoe eenvoudiger het is om met stress, angst en emotionele onrust om te gaan.

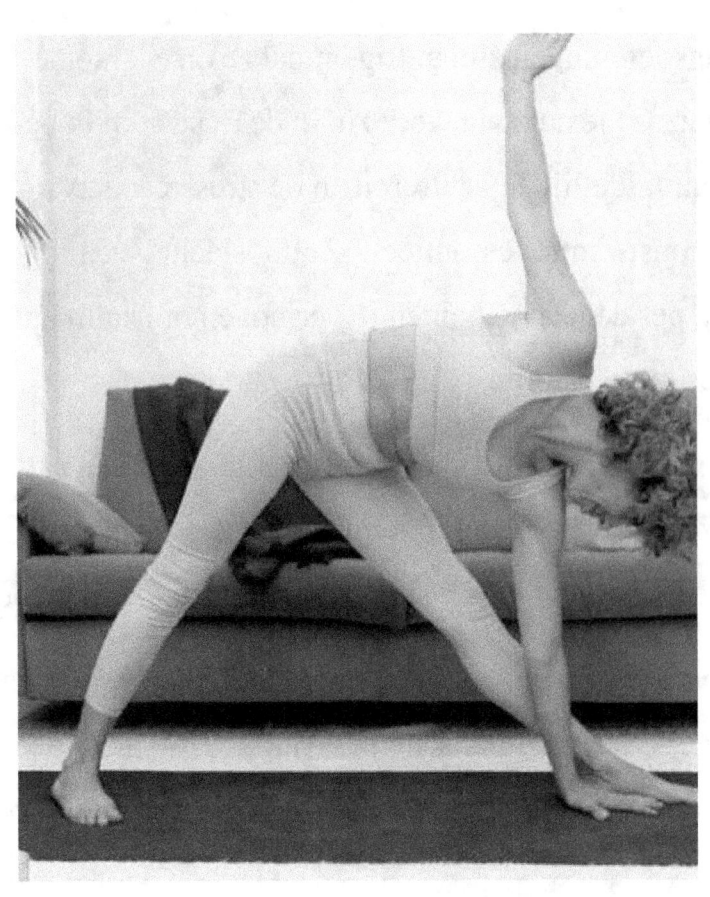

HOOFDSTUK 3: SPANNING LOSLATEN DOOR BEWEGING

Zachte rekoefeningen

Rekken is een eenvoudige maar effectieve manier om spanning te verminderen, de flexibiliteit te vergroten en de algemene gezondheid te verbeteren. Zachte rekoefeningen zijn zeer gunstig voor beginners omdat ze eenvoudig uit te voeren zijn en niet veel training of uitrusting vereisen. In dit gedeelte bekijken we een verscheidenheid aan milde rekoefeningen die je kunnen helpen een gewoonte aan te leren en je meer ontspannen en evenwichtig te voelen.

Waarom zachte rekoefeningen?

Zachte rekoefeningen zijn ideaal voor beginners omdat ze:

- Bevorder ontspanning: Langzame en gecontroleerde bewegingen helpen het zenuwstelsel te kalmeren en stress te verminderen.
- Verbeter de flexibiliteit: Regelmatig rekken kan uw bewegingsbereik en flexibiliteit verbeteren zonder uw spieren te belasten.
- Voorkom blessures: Zachte rekoefeningen warmen je spieren op en bereiden ze voor op zwaardere activiteiten, waardoor het risico op blessures wordt verkleind.
- Verlicht spanning: Ze richten zich op gebieden waar spanning zich vaak ophoopt, zoals de nek, schouders en rug.

Basisprincipes van zacht rekken

- Warming-up eerst: Begin altijd met een korte warming-up om je bloed te laten stromen. Dit kan een paar minuten lichte activiteit zijn, zoals wandelen of zachte bewegingen.

- Adem diep: Diepe, gestage ademhaling helpt je lichaam te ontspannen en stelt je in staat om effectiever te stretchen.
- Beweeg langzaam: Vermijd stuiterende of schokkende bewegingen. Rek je langzaam uit en houd elke positie vast om je spieren de tijd te geven zich aan te passen.
- Luister naar je lichaam: Rek je uit tot het punt van licht ongemak, geen pijn. Als een rekoefening te intens aanvoelt, doe het dan een beetje rustiger aan.

Zachte rekoefeningen voor beginners

Hier zijn enkele eenvoudige rekoefeningen waarmee u kunt beginnen. Probeer elk stuk ongeveer 20-30 seconden vast te houden en herhaal dit 2-3 keer.

1. **Nek strekken:**
- Ga rechtop zitten of staan met je schouders ontspannen.
- Kantel je hoofd langzaam naar je rechterschouder en voel een zachte rek langs de linkerkant van je nek.
- Houd het stuk vast, keer dan langzaam terug naar de startpositie en herhaal aan de linkerkant.

2. **Schouder strekken:**
- Strek je rechterarm recht voor je uit.
- Gebruik je linkerhand om je rechterarm voorzichtig over je borst te trekken.
- Houd het stuk vast en wissel dan van arm.

3. **Borst strekken:**

- Ga staan met je voeten op schouderbreedte uit elkaar en je handen achter je rug gevouwen.
- Til je armen voorzichtig op en open je borstkas, knijp je schouderbladen samen.
- Houd de rek vast terwijl je diep ademhaalt.

4. **Strekken van de bovenrug:**
- Ga zitten of staan met je voeten op heupbreedte uit elkaar.
- Verstrengel je vingers en strek ze voor je uit, waarbij je je bovenrug rondt.
- Houd de rek vast en voel de rek tussen je schouderbladen.

5. **Rekken van de hamstrings:**
- Ga op de grond zitten met één been gestrekt en het andere been gebogen met de zool van je voet tegen de binnenkant van je dijbeen.
- Reik naar je gestrekte been en houd je rug recht.
- Houd de rek vast en wissel dan van been.

6. **Kuit strekken:**
- Ga met je gezicht naar een muur staan met je handen ertegenaan gedrukt.
- Stap een voet naar achteren en druk de hiel in de vloer.
- Houd de rek vast en wissel dan van been.

7. **Heupbuiger rekken:**
- Kniel op je rechterknie met je linkervoet naar voren, creëer een hoek van 90 graden met beide benen.

❖ Duw je heupen voorzichtig naar voren terwijl je je rug recht houdt.
❖ Houd het stuk vast en wissel dan van kant.

Spanning loslaten door stroming

Yoga en somatische oefeningen benadrukken vaak het concept van flow, een soepele, continue beweging die verschillende houdingen of bewegingen met elkaar verbindt. Het begrijpen en toepassen van dit concept kan beginners helpen hun vermogen om spanning los te laten te verbeteren en een gevoel van kalmte in zowel lichaam als geest te cultiveren. Op flow gebaseerde activiteiten omvatten een naadloze overgang van de ene houding naar de andere, wat resulteert in een ritme dat niet alleen het zenuwstelsel ontspant, maar ook de flexibiliteit en coördinatie verbetert.

De voordelen van flow-based bewegingen

1. Verbeterd bewustzijn: Op flow gebaseerde praktijken bevorderen mindfulness en bewustzijn in het moment. Naarmate je verder komt in een reeks, word je je meer bewust van de gewaarwordingen, gedachten en emoties van je lichaam, wat leidt tot een groter zelfbewustzijn en een beter begrip van je fysieke en mentale gezondheid.
2. Stressvermindering: Vloeiende bewegingen stimuleren het parasympathische zenuwstelsel, dat verantwoordelijk is voor ontspanning en genezing. Deze activering remt de stressreactie, verlaagt de cortisolspiegel en stimuleert kalmte.
3. Verbeterde flexibiliteit: Eenvoudige veranderingen tussen houdingen helpen bij het geleidelijk strekken en verlengen van spieren. Na verloop van tijd leidt dit tot verbeterde flexibiliteit en verminderde spierstijfheid, wat kan helpen bij chronische spanning en ongemak.
4. Verhoogde kracht en stabiliteit: Op flow gebaseerde oefeningen vereisen coördinatie van meerdere spiergroepen, wat de algehele kracht en stabiliteit verbetert. Deze

evenwichtige betrokkenheid helpt blessures te voorkomen en bevordert functionele bewegingspatronen.

Aan de slag met Flow-Based Practices

- Vind je ritme: Begin met je te concentreren op je ademhaling. Adem diep in en uit en laat je adem je bewegingen sturen. Elke inademing kan resulteren in een uitzetting of opening, terwijl elke uitademing een loslaten of vernauwing kan veroorzaken. De ritmische relatie tussen adem en beweging dient als basis voor flow-gebaseerde technieken.
- Begin met eenvoudige sequenties: Voor beginners is het belangrijk om te beginnen met basissequenties die gemakkelijk te volgen zijn. Een veel voorkomende volgorde om mee te beginnen is de zonnegroet, een reeks houdingen die soepel in elkaar overlopen:
  ❖ Berghouding (Tadasana): Ga rechtop staan met je voeten op heupbreedte uit elkaar en je armen langs je lichaam. Aard door je voeten en span je kern aan.
  ❖ Voorwaartse vouw (Uttanasana): Scharnier bij je heupen en vouw naar voren, zodat je hoofd en nek kunnen ontspannen. Buig je knieën lichtjes indien nodig.
  ❖ Halverwege tillen (Ardha Uttanasana): Til je romp halverwege op, met je handen op je schenen of dijen, en verleng je ruggengraat.
  ❖ Plankhouding (Phalakasana): Stap terug in een plankpositie en houd je lichaam van top tot teen in een rechte lijn.
  ❖ Chaturanga Dandasana: Laat je lichaam half zakken en houd je ellebogen dicht bij je ribben.
  ❖ Opwaarts gerichte hond (Urdhva Mukha Svanasana): Druk door je handen om je borst en heupen op te tillen, je hart te openen en je voorlichaam te strekken.

- ❖ Neerwaarts gerichte hond (Adho Mukha Svanasana): Til je heupen op en naar achteren en vorm een omgekeerde V-vorm met je lichaam. Druk je hielen naar de grond en spreid je vingers wijd.
- Keer terug naar de berghouding: Keer geleidelijk terug naar de berghouding, aard jezelf en bereid je voor op de volgende ronde.
- Focus op vloeiende overgangen: Naarmate je verder komt in de reeks, concentreer je je op de overgangen tussen elke pose. In plaats van te haasten of te schokken, ga je voor een langzame, vloeiende stroom. Stel je voor dat je bewegingen als een vloeiende golf zijn, die van de ene pose naar de andere stroomt.
- Luister naar je lichaam: Op flow gebaseerde oefeningen moeten natuurlijk en moeiteloos komen. Besteed aandacht aan de signalen van je lichaam en pas je acties dienovereenkomstig aan. Als u enig ongemak of spanning ervaart, ontspan dan en verander de houding. Het is van cruciaal belang om tijdens de beoefening een gevoel van ontspanning en comfort te behouden.
- Integreer adembewustzijn: Je adem is je primaire gids in op flow gebaseerde oefeningen. Synchroniseer je bewegingen met je ademhaling om een vast ritme aan te houden en je gevoel van ontspanning te verdiepen. Gebruik de ademhaling om je in elke houding te begeleiden en om soepele overgangen te vergemakkelijken.

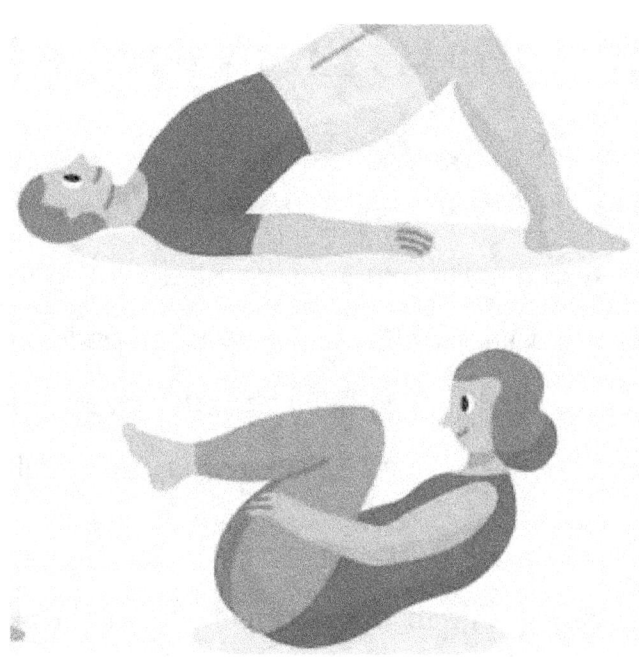

HOOFDSTUK 4: EMOTIONELE REGULATIE
Stressverlagende bewegingen

Stress is een natuurlijke reactie op waargenomen gevaren of verwachtingen die zich fysiek en emotioneel kunnen manifesteren. Bij matiging kan stress zowel motiverend als adaptief zijn. Langdurige of overmatige stress kan echter verschillende gezondheidsproblemen veroorzaken, waaronder angst, depressie en lichamelijke ziekten zoals hoge bloeddruk en spijsverteringsstoornissen. Effectief stressmanagement is essentieel voor het behoud van emotioneel en fysiek welzijn.

Stressverminderende bewegingen zijn bedoeld om de fysiologische en psychologische gevolgen van stress te verzachten. Deze oefeningen bevorderen spierontspanning, mentale rust en algeheel welzijn. Door dergelijke bewegingen in uw dagelijkse routine op te nemen, kunt u stress aanzienlijk verminderen en de emotionele stabiliteit verbeteren.

Belangrijkste principes van bewegingen om stress te verminderen

1. Mindfulness en aanwezigheid: Stressverminderende bewegingen zijn het meest effectief wanneer ze met mindfulness worden beoefend. Aanwezig zijn en aandacht hebben voor de gewaarwordingen van uw lichaam helpt om de ontspanningsreactie te verdiepen en de effectiviteit van de bewegingen te verbeteren.

2. Adembewustzijn: Het integreren van bewuste ademhaling met bewegingen kan de stressverlichtende voordelen versterken. Diepe, langzame ademhalingen helpen het parasympathische zenuwstelsel te activeren, waardoor ontspanning wordt bevorderd en de stressreactie wordt verminderd.

3. Zachte en gecontroleerde bewegingen: Bewegingen om stress te verminderen moeten zacht en gecontroleerd zijn om extra spanning te voorkomen. Bewegingen

moeten soepel, vloeiend en weloverwogen zijn, gericht op verlichten in plaats van persen.

Effectieve bewegingen om stress te verminderen

1. Kat-Koe Stretch (Marjaryasana-Bitilasana)

Doel: Deze beweging helpt om spanning in de rug en nek los te laten, bevordert de flexibiliteit van de wervelkolom en stimuleert het ademhalingsbewustzijn.

Hoe je dat doet:

- ❖ Begin op handen en voeten met je handen direct onder je schouders en knieën onder je heupen.
- ❖ Adem terwijl je je rug kromt, je stuitje optilt en naar het plafond gaat (Koe Houding).
- ❖ Adem uit terwijl je je ruggengraat rondt, je kin naar je borst trekt en je navel naar je ruggengraat trekt (Cat Pose).
- ❖ Blijf 1-2 minuten tussen deze twee posities stromen en coördineer je ademhaling bij elke beweging.

2. Kinderhouding (Balasana)

Doel: Deze houding rekt zachtjes de rug, heupen en dijen en zorgt voor een kalmerend effect voor het zenuwstelsel.

Hoe je dat doet:

- ❖ Kniel op de grond met je grote tenen tegen elkaar en je knieën uit elkaar. Leun achterover op je hielen.
- ❖ Vouw naar voren, strek je armen voor je uit of laat ze langs je lichaam rusten, en laat je voorhoofd op de mat rusten.

❖ Adem diep in en blijf 1-3 minuten in deze positie, zodat je lichaam kan ontspannen en je geest tot rust kan komen.

3. **Zittende vooroverbuiging (Paschimottanasana)**

Doel: Deze houding rekt de hamstrings en onderrug, bevordert ontspanning en vermindert spanning.

Hoe je dat doet:

❖ Ga op de grond zitten met je benen recht voor je uitgestrekt.

❖ Adem in en verleng je ruggengraat, adem dan uit en vouw naar voren, reikend naar je voeten of schenen.

❖ Houd de positie 1-2 minuten vast, concentreer je op diep ademhalen en laat spanning los bij elke uitademing.

4. **Benen tegen de muur pose (Viparita Karani)**

Doel: Deze herstellende houding helpt stress en vermoeidheid te verminderen, de bloedsomloop te bevorderen en spanning in de benen en onderrug te verlichten.

Hoe je dat doet:

❖ Ga naast een muur zitten en ga op je rug liggen. Zwaai je benen omhoog tegen de muur terwijl je je armen ontspannen langs je lichaam houdt.

❖ Pas je positie zo aan dat je heupen dicht bij de muur zijn en je benen naar boven gestrekt zijn.

❖ Blijf 5-10 minuten in deze positie, concentreer je op diepe, gelijkmatige ademhalingen en laat je lichaam volledig ontspannen.

5. Progressieve spierontspanning

Doel: Deze techniek helpt fysieke spanning te verminderen en ontspanning te bevorderen door verschillende spiergroepen systematisch aan te spannen en vervolgens te ontspannen.

Hoe je dat doet:

- ❖ Zoek een comfortabele zit- of ligpositie.
- ❖ Begin met je voeten en werk je een weg omhoog door het lichaam, span elke spiergroep (bijv. voeten, kuiten, dijen, buik) 5-10 seconden aan en laat dan los.
- ❖ Concentreer je op het contrast tussen spanning en ontspanning en merk op hoe je lichaam aanvoelt terwijl je door elke spiergroep vordert.

Ademhaling voor emotionele controle

Ademhaling is een fysiologisch basisproces dat niet alleen het leven in stand houdt, maar ook helpt bij emotionele regulatie. De manier waarop we ademen kan een grote impact hebben op onze emotionele toestand, waardoor stress en angst toenemen of rust en evenwicht worden bevorderd. Door specifieke ademhalingstechnieken te leren en te oefenen, kunnen we onze emoties beter beheersen en reguleren.

Ademen voor emotionele regulatie houdt in dat je weloverwogen, bewuste adempatronen gebruikt om het autonome zenuwstelsel te veranderen, dat de stressreactie van ons lichaam reguleert. Ademgerichte technieken kunnen helpen angst te verminderen, de focus te verbeteren en ontspanning en emotionele stabiliteit te bevorderen.

Belangrijke ademhalingstechnieken voor emotionele controle

1. Diafragmatische ademhaling (buikademhaling)

Doel: Diafragmatische ademhaling helpt het parasympathische zenuwstelsel te activeren, wat ontspanning bevordert en stress vermindert.

Hoe je dat doet:

- ❖ Ga zitten of liggen in een comfortabele houding. Leg een hand op je borst en de andere op je buik.
- ❖ Adem diep in door je neus en laat je buik omhoog komen terwijl het middenrif naar beneden beweegt. De hand op je buik moet de stijging voelen, terwijl de hand op je borst relatief stil moet blijven.
- ❖ Adem langzaam uit door je mond en laat je buik zakken. Streef naar een soepele, gelijkmatige uitademing.
- ❖ Oefen dit 5-10 minuten, waarbij je je concentreert op diepe, volle ademhalingen en een ontspannen buik.

2. Box-ademhaling (vierkante ademhaling)

Doel: Box-ademhaling is een gestructureerde ademhalingstechniek die helpt om de geest te kalmeren, de focus te verbeteren en angst te verminderen.

Hoe je dat doet:

- ❖ Ga comfortabel zitten of staan met je rug recht.
- ❖ Adem diep in door je neus voor vier tellen.
- ❖ Houd je adem vier tellen in.
- ❖ Adem langzaam uit door je mond gedurende vier tellen.
- ❖ Pauzeer en houd je adem nog vier tellen in.
- ❖ Herhaal deze cyclus gedurende 3-5 minuten en houd een stabiel, ritmisch patroon aan.

3. 4-7-8 Ademhaling

Doel: Deze techniek helpt ontspanning te bevorderen en stress te beheersen door de uitademingsfase te verlengen, die het parasympathische zenuwstelsel activeert.

Hoe je dat doet:

- ❖ Ga comfortabel zitten of liggen.
- ❖ Adem rustig in door je neus voor vier tellen.
- ❖ Houd je adem zeven tellen in.
- ❖ Adem volledig en hoorbaar uit door je mond gedurende acht tellen.
- ❖ Voltooi deze cyclus gedurende 4-6 rondes, waarbij je je concentreert op de uitgebreide uitademing om de ontspanning te verdiepen.

4. Alternatieve neusgatademhaling (Nadi Shodhana)

Doel: Afwisselende neusgatademhaling brengt het zenuwstelsel in evenwicht, kalmeert de geest en bevordert een gevoel van harmonie en focus.

Hoe je dat doet:

- ❖ Ga comfortabel zitten met je ruggengraat recht en je schouders ontspannen.
- ❖ Sluit met je rechterduim je rechterneusgat af.
- ❖ Adem diep en langzaam in door je linker neusgat.
- ❖ Sluit je linkerneusgat met je rechter ringvinger en laat je rechterneusgat los.
- ❖ Adem langzaam uit door je rechterneusgat.
- ❖ Adem in door je rechterneusgat en sluit het vervolgens met je duim.
- ❖ Laat je linkerneusgat los en adem uit via de linkerkant.
- ❖ Ga door met deze cyclus gedurende 5-10 minuten en houd een gestaag en evenwichtig ritme aan.

5. De adem van de leeuw (Simhasana)

Doel: Leeuwenadem helpt opgekropte spanning los te laten, stress te verminderen en emotionele helderheid te verbeteren.

Hoe je dat doet:

- ❖ Ga comfortabel zitten met je knieën gekruist of je benen gestrekt voor je.
- ❖ Plaats je handen op je knieën of dijen, met je vingers wijd gespreid.
- ❖ Adem diep in door je neus en open dan je mond wijd.
- ❖ Steek je tong uit en adem krachtig uit terwijl je een "ha"-geluid maakt.
- ❖ Benadruk het loslaten van de adem en de spanning in het gezicht.
- ❖ Herhaal dit gedurende 5-7 ademhalingen, waarbij je je concentreert op het gevoel van bevrijding en ontspanning.

Ademhalingstechnieken integreren in het dagelijks leven

- Creëer een routine: Integreer deze ademhalingsoefeningen in je dagelijkse routine. U kunt uw dag beginnen met een paar minuten middenrifademhaling of boxademhaling gebruiken tijdens stressvolle situaties.
- Gebruik ademhalingstechnieken indien nodig: Als je verhoogde emoties of stress ervaart, pauzeer dan om een van deze technieken te oefenen. Dit kan helpen om jezelf te centreren en je emotionele reactie effectiever te beheren.
- Combineer met andere praktijken: Verbeter de voordelen van ademhalingstechnieken door ze te combineren met andere stressbeheersingspraktijken, zoals mindfulness-meditatie, yoga of progressieve spierontspanning.
- Oefen regelmatig: De effectiviteit van ademhalingstechnieken verbetert door regelmatig te oefenen. Maak elke dag tijd vrij om deze technieken te oefenen en

merk op hoe uw emotionele veerkracht en algehele welzijn in de loop van de tijd verbeteren.

- Pas u aan uw behoeften aan: Verschillende technieken kunnen beter werken voor verschillende situaties. Experimenteer met verschillende methoden om erachter te komen wat het beste bij u past en bij uw levensstijl past.

HOOFDSTUK 5: PIJN- EN ANGSTVERLICHTING

Specifieke pijnpunten aanpakken

Het is normaal om je overweldigd te voelen als het gaat om pijnbestrijding, vooral als het ongemak een chronische strijd is geweest. Pijn kan een negatieve invloed hebben op uw kwaliteit van leven, ongeacht de bron, een slechte houding, aanhoudende stress of een ongeval. Maar wat als je die vervelende pijnpunten op natuurlijke wijze zou kunnen verlichten? Somatische oefeningen kunnen hierbij helpen. Voor een beginner kan het identificeren en oplossen van daadwerkelijke pijnpunten transformerend zijn.

Laten we het op een duidelijke en begrijpelijke manier ontleden. Houd er in eerste instantie rekening mee dat pijn de methode van het lichaam is om u te waarschuwen voor iets dat uw aandacht nodig heeft. Somatische oefeningen zijn bedoeld om dat verlangen aan te pakken door het lichaam opnieuw uit te lijnen en het neurale systeem voorzichtig te resetten. Bij deze bewegingen gaat het niet om het doorduwen van pijn, maar om het afstemmen erop. Je leert hoe je naar je lichaam kunt luisteren en op zijn beurt de spanning kunt verlichten die in specifieke gebieden is opgebouwd.

Hier is hoe nieuwe beginners kunnen beginnen met het beoefenen van somatische oefeningen om hun meest voorkomende pijnpunten aan te pakken:

1. Verlichting van nek- en schouderpijnVelen van ons hebben spanning in onze schouders en nek, wat stijfheid en pijn veroorzaakt. Deze stress lijkt misschien een nooit eindigend gewicht, of het nu voortkomt uit een slechte houding, het gebruik van elektronica of het werken aan een bureau. Het geheim voor beginners is om de accumulatie op deze plaatsen los te laten met langzame, weloverwogen bewegingen.

Probeer deze eenvoudige somatische oefening:

- Als het je helpt je te concentreren, begin dan met comfortabel te zitten en je ogen te sluiten.
- Voel hoe de spieren in je schouders zich strekken en ontspannen terwijl je ze langzaam naar achteren rolt.
- Adem op een natuurlijke manier terwijl je beweegt en let op hoe je spieren aanvoelen.
- Draai na een paar rondes de beweging om en rol je schouders naar voren.

Het doel is niet om de beweging te forceren, maar om bewustzijn te creëren over hoe je nek en schouders aanvoelen. Naarmate je bewuster wordt, begin je vanzelf spanning los te laten.

2. Lage rugpijnEen andere typische locatie waar ongemak zich ophoopt, is de onderrug, die soms wordt veroorzaakt door langdurig zitten of slechte tiltechnieken. Voor beginners is het belangrijk om zich te concentreren op milde oefeningen die het gemak en de flexibiliteit op dit gebied vergroten.

Een geweldige startbeweging voor het ontlasten van de onderrug:

- Met je voeten plat op de grond en je knieën gebogen, ga je plat op je rug liggen.
- Adem diep in en druk dan zachtjes je onderrug in de vloer terwijl je uitademt. Bij elke uitademing laat je los en laat je je ruggengraat ontspannen.
- Laat je onderrug bij de volgende inademing op natuurlijke wijze van de vloer wegbuigen, maar net zo ver als comfortabel is.
- Herhaal deze handeling gedurende meerdere ademhalingen voorzichtig, waarbij u let op hoe uw onderrug reageert.

Deze beweging helpt de wervelkolom opnieuw uit te lijnen en brengt evenwicht in de spieren die vaak gespannen zijn door langdurig zitten of staan.

3. Heup- en bekkenpijnUw bekkenafwijkingen of gespannen spieren kunnen de oorzaak zijn van uw heuppijn. Degenen die langere tijd zitten, zijn bijzonder vatbaar voor dit ongemak. Somatische oefeningen die de heupgewrichten zachtjes mobiliseren en de spanning in de omliggende spieren loslaten, zijn gunstig voor beginners.

Om heuppijn aan te pakken:

- ➢ Pak de achterkant van je been vast voor ondersteuning, til een knie op naar je borst terwijl je op je rug ligt.
- ➢ Voel de beweging en rotatie van je heupgewricht terwijl je je knie langzaam in één richting draait.
- ➢ Keer na een paar rondes de richting om en werk aan het andere been.
- ➢ Let op hoe je heupen en bekken aanvoelen terwijl je beweegt, en houd je bewegingen licht en gecontroleerd.

Deze beweging is eenvoudig maar effectief en helpt de beklemming in de heupen en onderrug te verminderen.

4. Door angst veroorzaakte spanningAngst beïnvloedt meer dan alleen het intellect; Het veroorzaakt ook fysieke belasting in het lichaam. Veel nieuwelingen zijn geschokt als ze horen dat hun angst hen pijn kan bezorgen, vooral in de borst en buik. Somatische oefeningen helpen je deze spanning los te laten door bewuste bewegingen te gebruiken om je zenuwstelsel te kalmeren.

Een aardingsoefening om angstgerelateerde spanning te verlichten:

- ➢ Ga op je rug liggen en leg je handen zachtjes op je buik om te beginnen.

➢ Sluit je ogen en let op je ademhaling. Voel je buik omhoog komen bij elke inademing en dalen bij elke ademhaling.

➢ Stel je voor dat de spanning in je lichaam bij elke uitademing verdwijnt, waardoor eventuele knopen in je buik of borst loskomen.

➢ Blijf deze oefening een aantal minuten doen terwijl je let op hoe elke ademhaling je lichaam laat voelen.

Met deze gemakkelijk te leren oefeningen kunt u zich concentreren op daadwerkelijke pijngebieden en uw relatie met uw lichaam versterken. Deze gerichte techniek verbetert je algemene welzijn naast het verlichten van lichamelijk lijden. Bedenk dat de weg naar pijnverlichting geïndividualiseerd en progressief is. Je zult uiteindelijk een groter niveau van ontspanning en comfort ervaren als je aandacht besteedt aan je lichaam en met focus beweegt.

Angst loslaten door zachte bewegingen

Je lichaam en geest kunnen beide negatief worden beïnvloed door angst, die als een zwaar gewicht kan aanvoelen. Het wordt vaak geleidelijk intenser, waardoor een gespannen en ongemakkelijk gevoel ontstaat waar je moeilijk vanaf kunt komen. Gelukkig is er een gemakkelijke aanpak om zorgen van het lichaam te verlichten door middel van milde somatische bewegingen. Deze oefeningen zijn, in tegenstelling tot meer inspannende, gericht op het ontspannen van het zenuwstelsel om u te helpen uw evenwicht en ontspanning te herwinnen. Deze methode is ideaal voor beginners, omdat het mild en intuïtief is en geen gespecialiseerde tools of hoogontwikkelde vaardigheden vereist. Daarom, hoe kan mobiliteit helpen bij het verlichten van angst? De natuurlijke reactie van je lichaam op stress, de vecht-of-vluchtreactie, wordt veroorzaakt door angst. Hoewel deze reactie nuttig kan zijn in gevaarlijke omstandigheden, maakt angstig zijn je lichaam de hele tijd hypervigilant. Je ademhaling wordt oppervlakkiger, je spieren spannen zich aan en je geest blijft onrustig. Door deze cyclus te doorbreken, helpt zachte beweging je zenuwstelsel over te schakelen van een reactieve naar een veilige en ontspannen toestand.

De kracht van ademverbonden beweging

Het koppelen van je beweging aan je ademhaling is een van de beste methoden om angst los te laten. Snel en oppervlakkig ademen is een veel voorkomend symptoom van angst, wat gespannen en paniekerige gevoelens verergert. U kunt uw ademhaling beheersen en tegelijkertijd ontstressen door ademgerichte bewegingen uit te voeren.

1. Langzame, ritmische bewegingen om de geest te kalmeren

Alles lijkt sneller te gaan als je angstig bent: je hart gaat tekeer, je geest gaat tekeer en je wordt onrustig. Door aan de hersenen aan te geven dat alles in orde is, kan het lichaam de geest aanmoedigen om dit voorbeeld te volgen door zijn bewegingen te vertragen.

2. Aarding van het lichaam door zacht rekken

Het komt vaak voor dat angst ervoor zorgt dat je je niet meer losmaakt van je lichaam. Een uitstekende techniek om jezelf te aarden en je focus terug te brengen naar het hier en nu, is door zachtjes te rekken. Het parasympathische zenuwstelsel, dat wordt geactiveerd door rekken, vermindert de vecht-of-vluchtreactie van het lichaam.

3. Mindful wandelen

Een andere effectieve methode om angst door beweging te verminderen, is mindful wandelen. Het houdt in dat je langzamer loopt, je bewust bent van de gewaarwordingen van je lichaam en je bewegingen coördineert met je ademhaling. Het is een zeer kalmerende techniek die ideaal is voor nieuwkomers die in stilte nerveus kunnen worden.

4. Progressieve spierontspanning (PMR)

Met behulp van de PMR-techniek worden verschillende spiergroepen gespannen en vervolgens losgelaten. Deze procedure helpt u van nerveuze gevoelens af te komen door uw lichaam het verschil te leren tussen spanning en ontspanning.

U kunt uw lichaam geleidelijk opnieuw trainen om op een betere manier op stress te reageren door deze eenvoudige bewegingen aan uw dagelijkse routine toe te voegen. Deze trainingen zijn geweldig omdat ze niet veel tijd kosten of voorkennis vereisen. Naarmate je meer op je gemak raakt, kun je vanuit een bescheiden uitgangspunt geleidelijk toenemen terwijl je aandacht besteedt aan hoe je lichaam aanvoelt.

Je kunt ruimte creëren voor vrede en rust door angst uit je lichaam en gedachten los te laten door middel van bewuste actie.

HOOFDSTUK 6: HET ONTWIKKELEN VAN EEN DAGELIJKSE SOMATISCHE ROUTINE BINNEN 14 DAGEN

Ochtendroutine van 10 minuten

Het opzetten van een regelmatige somatische praktijk kan een grote onderneming lijken, maar wat als het elke ochtend en avond maar tien minuten zou duren? U kunt een eenvoudige, productieve gewoonte creëren die u helpt 's nachts te decomprimeren en in slechts 14 dagen de toon te zetten voor de rest van uw dag. Je lichaam een goed gevoel geven is het belangrijkste doel van deze methode, die voorkomt dat je jezelf overbelast met moeilijke of langdurige activiteiten. Met een beetje aandacht zul je verrast zijn hoeveel je in zo'n korte tijd kunt bereiken. Consistentie, niet perfectie, is de sleutel.

Laten we eens kijken hoe we deze routines kunnen creëren en welke voordelen ze kunnen bieden voor uw fysieke en mentale gezondheid.

De ochtendroutine van 10 minuten

Je hebt de kans om je lichaam 's ochtends zachtjes wakker te maken en een positieve kijk op de dag te krijgen. U kunt uw spieren revitaliseren, uw geest kalmeren en eventuele stijfheid uit de slaap verwijderen door slechts 10 minuten somatische oefeningen op te nemen.

Hier leest u hoe u uw ochtendroutine kunt structureren:

- Aarding en adembewustzijn (2 minuten)

Neem een comfortabele stoel of ga eerst rechtop staan. Houd met de ene hand je buik vast en met de andere hand je borst. Adem langzaam en diep in, waarbij je buik bij elke in- en uitademing op en neer gaat. Deze eenvoudige oefening helpt je om je mentaal voor te bereiden op de volgende dag door je lichaam en geest wakker te maken.

- Nek- en schouderrollen (2 minuten)

Velen van ons hebben last van schouder- en nekklachten als we wakker worden. Kantel je hoofd langzaam van links naar rechts nadat je je schouders voorzichtig naar voren en naar achteren hebt gerold. Senseer de spanning, laat los en rek uit. Houd je aandacht op alle gebieden die bijzonder strak lijken terwijl je aandacht besteedt aan de gevoelens.

- Zachte draaiingen van de wervelkolom (3 minuten)

Terwijl je staat of zit met je benen gekruist, draai je je ruggengraat langzaam naar de ene kant en houd je hem daar een paar ademhalingen voordat je naar de andere kant gaat. Deze milde wendingen bevorderen de flexibiliteit en helpen je wervelkolom te prikkelen. Overweeg om eventuele stress in je zij of onderrug los te laten terwijl je draait.

- Been- en heuprekoefeningen (3 minuten)

Rek je heupen en benen een beetje aan het einde van je routine. Dit kan zo simpel zijn als naar voren vouwen vanuit een staande positie, hamstrings strekken of een been naar de borst brengen terwijl je zit. Deze oefening helpt je onderlichaam in balans te blijven en verhoogt de bloedstroom.

De avondroutine van 10 minuten

Het doel van de avond is om te ontspannen en eventuele stress die zich gedurende de dag heeft opgebouwd los te laten. U kunt uw lichaam en geest kalmeren voordat u naar bed gaat met een nachtelijke routine van 10 minuten die u kan helpen om van een drukke dag naar een rustgevende nacht te gaan.

Hier leest u hoe u uw avondroutine kunt structureren:

- Volledige lichaamsscan en ontspanning (2 minuten)

Ga liggen of neem een comfortabele stoel. Sluit je ogen en adem zo vaak diep in. Onderzoek je lichaam langzaam en werk vanaf je voeten omhoog naar je hoofd. Identificeer eventuele gespannen plekken en laat ze bewust los. Nu is het tijd om contact te maken met de laatste gevoelens van je lichaam van de dag.

- Progressieve spierontspanning (3 minuten)

Begin met het aanspannen en ontspannen van verschillende spiergroepen. Doe een paar stappen naar voren, plant je voeten en laat dan los. Ga omhoog door je armen, benen, buik, borst en gezicht. Deze oefening helpt je lichaam meer uitgerust te raken en laat fysieke spanning los.

- Rekken en strekken van de onderrug (3 minuten)

Velen eindigen aan het eind van de dag met gespannen heupen en onderrug. Plaats een knie zachtjes tegen je borst terwijl je op je rug ligt en houd hem daar een paar ademhalingen. Ga verder met het andere been. Deze rek vergroot het bewegingsbereik en verlicht de spanning in de onderrug.

- Mindful ademen en loslaten (2 minuten)

Adem diep en aandachtig in terwijl je de routine afmaakt. Adem geleidelijk in door je neus en dan uit door je mond. Concentreer je op het loslaten van de spanning in je lichaam en geest die zich in de loop van de dag heeft opgebouwd terwijl je ademt. Voordat je naar bed gaat, laat je alle zorgen en onafgemaakte zaken los.

Fit worden in slechts 14 dagen

Deze snelle, geconcentreerde oefeningen kunnen uw fysieke en emotionele welzijn aanzienlijk verbeteren als u ze gedurende een periode van 14 dagen in uw dagelijks leven toepast. Ga als volgt te werk om dit gedrag te handhaven:

- **Maak tijd vrij**

Stel een regelmatig schema in voor je nacht- en ochtendrituelen. Kies gewoon een tijdsbestek dat voor u werkt; Het hoeft niet streng te zijn. Je kunt 's ochtends opstaan of net voor de avond naar bed gaan.

- **Begin klein**

Maak je geen zorgen over een vlekkeloze stap bij elke stap. Het belangrijkste is om gewoon te komen opdagen en elke dag je best te doen. De bewegingen zullen naarmate de tijd verstrijkt steeds intuïtiever worden en je zult je meer deel van het proces voelen.

- **Blijf opmerkzaam**

Concentreer je op hoe je lichaam aanvoelt tijdens elke beweging. In plaats van je door de oefeningen te haasten, geef je jezelf toestemming om te vertragen. Deze opmerkzaamheid is wat somatische oefeningen zo krachtig maakt, omdat het je in staat stelt om de effecten op je lichaam echt te ervaren.

- **Houd je voortgang bij**

Overweeg om een klein dagboek bij te houden waarin je na elke routine noteert hoe je je voelt. Dit houdt je niet alleen gemotiveerd, maar helpt je ook te zien hoe deze oefeningen van 10 minuten je algehele welzijn positief beïnvloeden.

Ontspanning aan het einde van de dag

Het is van cruciaal belang om je lichaam en geest echt tot rust te laten komen als de dag ten einde loopt. Een goede ontspanningstechniek aan het eind van de dag helpt je om te decomprimeren, spanning los te laten en je voor te bereiden op een goede nachtrust. Voor beginners hoeft het creëren van een snelle en gemakkelijke somatische oefening die diepe ontspanning bevordert niet moeilijk of tijdrovend te zijn. In feite kan de manier waarop je tot rust komt na een hectische dag veel worden verbeterd door een paar minuten te besteden aan bewuste, doordachte ademhaling en milde beweging.

Waarom ontspanning aan het einde van de dag belangrijk is

Je lichaam bouwt gedurende de dag spanning op door fysieke inspanning, stress en emotionele moeilijkheden. Deze spanning kan zich ophopen zonder de juiste ontspanning, wat uw algemene welzijn en de kwaliteit van uw slaap kan schaden. Het instellen van een gerichte avondroutine vergemakkelijkt de overgang van uw zenuwstelsel van een alerte naar een ontspannen toestand, waardoor een herstellende slaap wordt bevorderd.

Je kunt je lichaam vertellen wanneer het tijd is om te ontspannen door je te concentreren op langzame, weloverwogen ademhaling en beweging, wat de deur opent naar diepe ontspanning. Voor beginners is het belangrijker om bewegingen te vinden die helpen bij het loslaten van spanning dan het doen van inspannende rekoefeningen of trainingen.

Hoe creëer je een ontspanningsroutine aan het einde van de dag?

Hier is een stapsgewijze handleiding voor het ontwikkelen van een effectieve ontspanningsoefening aan het einde van de dag die in slechts 10-15 minuten kan worden voltooid. Deze routine is ontworpen om het lichaam te ontspannen, de geest tot rust te brengen en je voor te bereiden op een goede nachtrust.

1. **Bepaal de sfeer (1-2 minuten)**

Begin met het creëren van een rustige sfeer. Verlaag de helderheid, zet wat ontspannende muziek aan en zoek een gezellige plek waar je geen last van hebt. Om je lichaam en geest klaar te maken voor ontspanning, is het bepalen van de stemming essentieel. Daarnaast kun je rustgevende aroma's toevoegen, zoals kamille of lavendel.

2. Aarden en centreren (2 minuten)

Zoek eerst een comfortabele houding om comfortabel te zitten of te liggen. Sluit je ogen en adem vele malen diep in. Besteed aandacht aan hoe je je verbonden voelt met de aarde, of het nu je bed of de vloer is. Laat je lichaam zwaar worden als je de steun eronder voelt. Het is tijd voor jou om van de buitenwereld naar je eigen ruimte te verhuizen.

Houd je ademhaling goed in de gaten en visualiseer dat je bij elke uitademing de gebeurtenissen van de dag loslaat. Alles wat nog in je gedachten zit, laat los.

3. Spanning loslaten met zachte rekoefeningen (4-5 minuten)

Om fysieke spanning los te laten, concentreert u zich op zachte rekoefeningen die gericht zijn op gebieden die vaak worden beïnvloed door dagelijkse stress, zoals de nek, schouders en onderrug.

- Nek strekken:

Strek de zijkant van je nek uit door je hoofd voorzichtig naar één kant te kantelen. Na een paar ademhalingen te hebben ingehouden, wissel je van kant. Dit verlicht de belasting die langdurig zitten of werken op de nek heeft gelegd.

- Schouder rollen:

Rol je schouders bedachtzaam en langzaam in cirkels. Rol ze een paar keer vooruit en rol ze dan achteruit door de andere kant op te gaan. Bij elke beweging voel je de spieren in je bovenrug en nek ontspannen.

- Spinale draaiing:

Haal een paar keer diep adem en draai je ruggengraat langzaam naar één kant terwijl je zit of ligt. Laat vervolgens de rek los en herhaal aan de andere kant. Deze gemakkelijke draai is ideaal om te ontspannen na een veeleisende dag, omdat het de stress in je onderrug en wervelkolom verlicht.

- Benen strekken:

Voel de spanning in je kuiten en dijen terwijl je je benen strekt en je voet richt en buigt. Als alternatief kunt u een knie naar uw borst tillen en deze daar een paar ademhalingen houden voordat u deze weer laat zakken. Dit helpt bij het loslaten van spanning die zich ophoopt in de benen en heupen na langdurig zitten.

4. Mindful Ademhaling en Bodyscan (3 minuten)

Ga lekker liggen of zitten en sluit je ogen. Begin met je te concentreren op je ademhaling. Adem diep in door je neus, vul je longen volledig en adem dan langzaam uit door je mond. Terwijl je ademt, breng je je bewustzijn naar elk deel van je lichaam, beginnend bij je tenen en omhoog naar de bovenkant van je hoofd.

- Terwijl je elk gebied mentaal scant, merk je op of er spanning of beklemming is.
- Stel je bij elke uitademing voor dat die spanning wegsmelt, waardoor je spieren ontspannen en op hun gemak blijven.
- Deze bewuste ademhalings- en lichaamsscan helpt zowel je geest als je lichaam te kalmeren, waardoor je de stress van de dag kunt loslaten en je kunt voorbereiden op het slapengaan.

5. Progressieve spierontspanning (3 minuten)

Progressieve spierontspanning, of PMR, is een effectieve methode om chronische stress te verlichten. Begin met het aanspannen van een bepaalde spiergroep, zoals je handen of voeten, houd deze een tijdje vast en laat dan los terwijl je uitademt. Span elke spiergroep aan en laat ze los terwijl je van je voeten naar je hoofd beweegt. Door je lichaam te leren onderscheid te maken tussen spanning en ontspanning, zal deze oefening je vermogen om te ontstressen verbeteren.

6. Afsluiten met dankbaarheid (1 minuut)

Neem de tijd om terug te denken aan alles waar je overdag dankbaar voor was terwijl je je routine voltooit. Wees dankbaar voor het vermogen om je perspectief te veranderen van een van spanning naar een van waardering, vooral voor het slapengaan. Dit kan iets eenvoudigs zijn als een gezellig praatje, wat rustige tijd vinden of zelfs gewoon onthouden om voor jezelf te zorgen.

CONCLUSIE

Je hebt nieuwe methoden geleerd om contact te maken met je lichaam en de effectiviteit van somatische oefeningen bij het verlichten van pijn, stress en angst in slechts 14 dagen. Je hebt nu de vaardigheden die nodig zijn om aandacht aan je lichaam te besteden, stress los te laten en een dieper gevoel van kalmte te ontwikkelen dankzij deze zachte bewegingen. Bedenk dat dit een continue reis is. Elke oefening bouwt voort op de vorige, helpt je om je meer bewust te worden van je behoeften en zelfverzekerd te worden in je vermogen tot interne genezing. Blijf ademen, bewegen en je verbinding met jezelf herstellen. Je lichaam en geest zullen het waarderen.

www.ingramcontent.com/pod-product-compliance
Lightning Source LLC
Chambersburg PA
CBHW082121220526
45472CB00009B/2266